AF296526

*Extrait du* Bulletin Médical *des 4 et 12 décembre 1916.*

# Dystrophies et lésions nécrotiques
# dans les syndromes surrénaux

PAR

## M. le prof. HUTINEL

*

PARIS
IMPRIMERIE TYPOGRAPHIQUE R. TANCRÈDE
15, rue de Verneuil, 15

1916

# Dystrophies et lésions nécrotiques dans les syndromes surrénaux

Dans les infections graves et dans certaines intoxications, on observe parfois des manifestations qui modifient tout à coup l'aspect du processus morbide et lui font prendre des allures menaçantes. Imputables pour la plupart à des altérations des glandes endocrines et particulièrement des capsules surrénales, elles se groupent généralement en un syndrome malin dont les traits les plus accentués se retrouvent dans presque tous les cas, en dépit de la diversité des infections originelles. Elles sont constituées surtout par des troubles circulatoires, ce qui ne doit pas surprendre, les capsules surrénales étant l'un des nœuds les plus importants du sympathique abdominal.

Elles n'ont, d'ailleurs, pas toujours la même gravité. Tantôt, en effet, elles se traduisent par une défaillance subite du cœur, par une véritable asystolie surrénale, qui emprunte au tableau clinique de la myocardite aiguë ses principaux traits : accélération, affaiblissement, perturbation des contractions cardiaques ; angoisse, asthénie, tendance au collapsus, refroidissement des extrémités, cyanose, congestions passives. Tantôt elles se révèlent par des réactions troublantes qui éveillent l'idée de quelque empoisonnement grave : vomissements verts, diarrhée séreuse, bilieuse ou vert-de-gris, douleurs épigastriques, dépression de l'abdomen ; cyanose des extrémités, refroidissement des membres, pouls petit, misérable, incomptable ; baisse subite de la température, collapsus ; érythèmes, faciès grippé, yeux excavés, angoisse et asthénie profondes.

Plus souvent les accidents sont moins dramatiques ;

mais, dans tous les cas, on observe une perturbation plus ou moins grave de la circulation.

La tension artérielle ne tarde pas à baisser de plusieurs centimètres et les écarts entre les tensions maxima et minima se modifient; les battements du cœur, plus fréquents, plus mous, plus sourds, deviennent parfois irréguliers ou prennent le rythme fœtal. Le pouls est petit, instable, difficile à compter; les extrémités sont glacées, livides et violacées; la face se cyanose et se tire, les yeux s'enfoncent, la physionomie exprime la souffrance et l'angoisse. La raie blanche de Sergent apparaît et l'on voit se dessiner sur les coudes, les genoux, les jambes, les fesses et les extrémités des plaques érythémateuses morbilliformes ou polymorphes, parfois purpuriques. En même temps, dans tous les cas, on note une asthénie, une faiblesse telles que souvent les moindres mouvements sont pénibles ou impossibles.

Je n'ai pas l'intention de reprendre ici l'étude de ces syndromes qui impriment aux maladies dans lesquelles ils apparaissent un caractère de malignité dont les origines semblaient mystérieuses il y a quelques années encore; mais, je veux insister sur les troubles de nutrition qui les accompagnent ou les suivent. Je viserai surtout les cas moyens ou légers, car les plus graves se terminent promptement par la mort. On sent, en les examinant, que les tissus mal irrigués ont perdu leur vitalité et que leur nutrition est en souffrance.

Les dystrophies qui se produisent à la suite de l'apparition du syndrome surrénal se présentent sous deux formes.

Les unes semblent banales; par elles-mêmes elles sont peu inquiétantes et disparaissent après avoir duré plus ou moins longtemps. Elles s'observent surtout dans la convalescence, dont elles allongent singulièrement la durée.

Les autres, plus menaçantes, se montrent au cours même de la maladie ou à son déclin; elles consistent surtout en lésions nécrotiques ou en foyers de gangrène dont les localisations et les caractères varient d'une maladie à l'autre, car on les voit paraître de préférence sur les points qui ont été atteints spécialement par l'infection originelle. Celles-ci sont évidemment les plus intéressantes ; je ne les examinerai cependant qu'après avoir jeté un coup d'œil sur les premières.

## I

*Dystrophies consécutives au syndrome surrénal.* — Lorsque l'irrigation des tissus est défectueuse, leur nutrition se fait mal. Il n'est donc pas surprenant que des dystrophies apparaissent dans les états morbides qui comportent, comme les syndromes malins, une baisse menaçante de la tension artérielle et un trouble grave de la circulation. Que devient dans ces cas la vitalité des tissus ? Nous allons voir qu'elle est modifiée ; il ne faudrait cependant pas exagérer l'importance de ces modifications. D'abord, elles n'ont rien de spécifique et peuvent se rencontrer, avec des caractères semblables, à la suite, par exemple, de lésions cardiaques, pulmonaires, gastro-intestinales ou nerveuses, aussi bien que chez les sujets dont les glandes endocrines et spécialement les surrénales, ont été lésées. Ensuite, il ne faut pas conclure, de l'action souvent efficace de l'adrénaline, que les altérations des capsules surrénales soient seules en cause dans les syndromes malins ; les lésions des autres glandes endocrines, celles du foie, du pancréas, de la thyroïde, etc., tiennent aussi leur place dans le complexus morbide et le modifient plus ou moins d'un sujet à l'autre. Ces dystrophies, qui semblent résulter principalement d'une déshydratation des tissus, portent sur la plupart des appareils.

Elles ne m'avaient point échappé, il y a vingt-sept ans, lorsque j'étudiais les érythèmes infectieux des fièvres typhoïdes, érythèmes qui nous apparaissent maintenant comme un des éléments du syndrome surrénal. Certes, à cette époque, il était impossible de les rattacher à leur véritable origine. On ne pouvait discerner que le rôle des agents infectieux. On était donc en droit d'attribuer à ces agents une importance de premier plan, alors qu'en réalité ils n'en ont qu'une secondaire. Voici en quels termes je signalais ces perturbations nutritives qui imprimaient à la maladie une physionomie particulière :

« Une pâleur et un amaigrissement extrêmes se sont rencontrés chez tous nos malades. Nous les avons tous conservés dans nos salles pendant plusieurs semaines avant de pouvoir les envoyer dans une maison de convalescence ou les rendre à leurs parents. Ils restaient longtemps dans leurs lits, trop faibles pour se lever et pour marcher, ils avaient la peau sèche et écailleuse, les extrémités froides, les membres décharnés, les cheveux secs et cassants ; ils étaient tristes, absorbés et sans appétit. Il semblait que, chez eux, la convalescence fut arrêtée et que l'organisme n'eut plus assez de force pour réparer ses pertes. Peu à peu, cependant, l'appétit finissait par augmenter ; alors la pâleur et la maigreur diminuaient, mais lentement. Plusieurs enfants quittèrent l'hôpital, après plusieurs semaines, presque aussi faibles qu'au commencement de leur convalescence. Il était impossible de ne pas être frappé de l'atteinte profonde qu'avait subie l'économie, quand on suivait, jour par jour, l'état de ces malades. Le fait était d'autant plus sensible qu'à côté d'eux on voyait d'autres enfants du même âge atteints comme eux de fièvres typhoïdes graves et longues et qui se rétablissaient beaucoup plus vite. »

Cette esquisse semble aujourd'hui bien imparfaite ; cependant on y découvre déjà les principaux traits d'un tableau dont je dois maintenant examiner les différentes parties.

*Peau.* — Ce qui frappe, tout d'abord, quand on examine le tégument, c'est sa sécheresse et sa pâleur. La peau, mal nourrie, est amincie et parcheminée ; même chez les sujets très proprement tenus, elle semble sale et crasseuse. La couche cornée, épaissie, forme autour des orifices des follicules pileux, dont les poils sont atrophiés, des élevures sèches, grisâtres ou même noirâtres ; c'est une véritable kératose pilaire qui résiste aux lavages, dure des semaines et ne disparaît qu'au moment où la circulation, la nutrition et les sécrétions du tégument sont redevenues plus normales. Si la dystrophie est plus accentuée, on note une véritable ichthyose, moins apparente sur la face et sur le tronc que sur les membres, avec de larges écailles épidermiques d'un blanc grisâtre. On la confondrait volontiers avec une ichthyose congénitale, si l'on n'avait pas vu les enfants au début de la maladie; elle est, d'ailleurs, passagère et disparaît après quelques semaines.

Tout le système pileux est atrophié. Les ongles sont cassants, incurvés et se rayent transversalement en s'allongeant; les cheveux sont secs, lanugineux, mal nourris; ils tombent par places et repoussent lentement, grêles et frisés. Les dents elles mêmes sont plus ou moins altérées et portent plus tard des dépressions qui correspondent à l'époque de la maladie. Les sécrétions sudorales et sébacées sont presque supprimées. On ne peut s'empêcher, en étudiant ces troubles de nutrition, de les rapprocher de certaines dystrophies congénitales de la peau et de se demander si elles n'ont pas une même origine.

Le derme lui-même a souffert; il est aminci, décoloré, atrophié, parcheminé. On voit assez souvent se dessiner, au-dessus ou au-dessous des genoux, de chaque côté des rotules, des vergetures obliquement dirigées. Bouchard, qui les a signalées, les comparait à celles qui se produisent sur la peau de l'abdomen chez les femmes grosses, et il les attribuait à une distension excessive de la peau, provoquée par un allongement rapide des os. Ces vergetures se produisent, en effet, presque exclusivement chez les adolescents, mais une croissance démesurée ne suffirait pas à les faire naître; elles sont imputables surtout à la dystrophie du tégument qui a perdu sa souplesse, son extensibilité, et dont les faisceaux élastiques altérés se rompent dans les mouvements de flexion des genoux. Elles se montrent parfois assez tard dans la convalescence, quand les enfants commencent à se mouvoir et, longtemps après, quand on les retrouve, on peut dire presque à coup sûr que le sujet a été atteint dans son jeune âge d'une maladie grave, surtout d'une fièvre typhoïde.

C'est principalement à la suite des dothiénenteries longues et sévères avec syndrome surrénal que ces dystrophies cutanées s'observent communément; elles ne sont pas rares après les scarlatines malignes. Elles peuvent se comparer aux altérations cutanées qui se rencontrent chez les athrepsiques et les hérédo syphilitiques ; or, les travaux récents ont montré la fréquence des lésions des glandes endocrines, notamment des surrénales, dans ces états morbides. Dans quelques cas exceptionnels, on voit apparaître une teinte mélanique de la peau, plus ou moins généralisée, qui rappelle celle de la maladie d'Addison et ne laisse guère de doutes sur son origine surrénale.

*Amaigrissement.* — Ce n'est pas dans le cours même de la maladie que ce symptôme, dont l'importance est parfois capitale, se manifeste de la manière la plus frappante. En effet, pendant la période fébrile, la tension artérielle est basse, les éliminations sont peu abondantes et les liquides interstitiels, avec les déchets des combustions cellulaires, restent dans les tissus ; mais, quand la fièvre tombe, quand la pression remonte et quand la crise urinaire se produit, on assiste à une véritable débâcle des liquides. Du coup, le poids baisse rapidement et les tissus semblent se dessécher. Les traits se tirent, le nez s'effile, les yeux s'enfoncent, les saillies osseuses se dessinent et les membres s'émacient. Cette maigreur, qui est souvent extrême, dure des semaines ; cependant les malades se nourrissent, mais l'assimilation se fait mal et l'équilibre des liquides se rétablit lentement dans les tissus. Pourtant le poids finit par augmenter ; l'abdomen semble d'abord moins déprimé ; c'est par là que débute la reprise de l'embonpoint, qui gagne ensuite toutes les autres parties du corps.

Lorsque l'enfant recommence à engraisser, il dépasse quelquefois le but et une véritable obésité succède à une maigreur excessive. Cet état n'est pas seulement en rapport avec le rétablissement de l'assimilation ; il est subordonné, dans la plupart des cas, à un certain degré d'insuffisance thyroïdienne, la glande ayant été plus ou moins touchée au cours de la maladie. La dénutrition n'attaque pas seulement la peau et le pannicule graisseux sous-cutané ; si l'organisme use largement les réserves de combustible accumulées sous le tégument et dans les différents appareils, il brûle aussi ses propres tissus. Dans les pyrexies graves, particulièrement dans celles où la circulation est profondément troublée, tous les organes sont plus ou moins lésés et troublés dans leur fonctionnement. Dans tous il y a des éléments altérés ou frappés de mort qui doivent être éliminés ou remplacés, et leur activité ne redevient normale qu'après une réparation ou une régénération plus ou moins complètes. La convalescence est le stade dans lequel ces éléments se réparent et redeviennent aptes à fonctionner.

On connaît depuis longtemps déjà les lésions des différents viscères, celles du foie, des reins, du myocarde, dans les fièvres graves; on connaît moins celles des glandes, de la moelle osseuse, des centres nerveux; mais on peut dire que tous les tissus souffrent dans leur nutrition. Le tissu musculaire, en particulier, subit toujours un déchet considérable; ses masses fondent à vue d'œil. Les altérations qu'il présente dans les fièvres typhoïdes à forme sévère ont été décrites depuis longtemps, je ne les rappellerai donc pas ici; mais je dois dire un mot des troubles fonctionnels que j'ai observés.

*Troubles de la motilité.* — Quand le syndrome surrénal se dessine nettement chez un malade atteint d'une maladie infectieuse comme la fièvre typhoïde ou la scarlatine, il ne se caractérise pas seulement par la baisse de la tension artérielle, la tachycardie, les modifications du rythme cardiaque, la cyanose, le refroidissement des extrémités et les congestions passives, toujours il s'accompagne d'une asthénie plus ou moins profonde. Certains malades, effondrés sur leur lit, sont incapables d'efforts et même de mouvements. Ils semblent anéantis; ils entendent, ils comprennent à peu près ce qu'on leur dit; mais ils n'ont pas la force de parler et sont incapables de réagir. Le moindre mouvement leur est pénible; si on les soulève, si on les fait asseoir, ils semblent souffrir et retombent sans force, épuisés. Ils restent dans la position qu'on leur a donnée et ne cherchent pas à la modifier. Les uns perdent involontairement leurs urines et leurs matières fécales, les autres oublient d'uriner et laissent leur vessie se remplir outre mesure.

Dans un grand nombre de cas la dépression des forces est moins accentuée, mais on la constate facilement si l'on songe à la rechercher. Presque toujours la température est élevée, et cependant les malades semblent souffrir du froid. Il en est qui grelottent sans cesse, comme s'ils étaient glacés. Dès qu'ils sortent de leur torpeur, ils sont agités par un tremblement à grandes oscillations, comparable à celui d'un frisson, qui dure plusieurs jours et diminue seulement quand la fièvre tombe. Pendant ce temps les réflexes sont plus ou moins modifiés.

L'asthénie s'atténue, elle aussi, quand survient la défervescence, mais la faiblesse ne disparaît pas immédiatement. Pendant longtemps les malades sont incapables de se soulever, et ce n'est qu'après plusieurs semaines qu'ils peuvent commencer à se lever.]

*Troubles psychiques.* — Les troubles moteurs ne sont pas les seuls que l'on observe. Il arrive assez souvent, surtout chez les sujets prédisposés par une hérédité névropathique qui, suivant l'expression de Peter, tombent du côté où ils penchent, que l'on voie survenir des troubles psychiques vraiment inquiétants. C'est généralement quand les enfants sont arrivés au déclin de la maladie, d'une fièvre typhoïde principalement, que l'on note tout à coup des phénomènes d'excitation qui font craindre une infection méningée, bien que l'examen du liquide céphalo-rachidien donne des renseignements négatifs; puis, après cette excitation passagère ou d'emblée, les malades tombent dans un état de dépression, de démence aiguë, dans lequel l'intelligence semble sombrer complètement. Ils poussent, sans raison, des cris inarticulés; ils ont l'œil hagard, la bouche entr'ouverte, le faciès anxieux. Ils voient, ils entendent, mais ne comprennent pas; ils laissent échapper leurs urines et leurs matières et sont plongés dans un état de stupeur qui peut inspirer les craintes les plus sérieuses. Il ne s'agit là cependant, chez les jeunes sujets, dans la majorité des cas, que d'un orage passager. Quand les enfants peuvent se réalimenter, quand leur tension artérielle remonte et quand la nutrition s'améliore, on voit l'intelligence renaître peu à peu. Cet ensemble symptomatique observé par les aliénistes dans ses formes multiples, à la suite des pyrexies graves, m'a paru se présenter surtout dans les cas où se dessinait le syndrome surrénal et où l'irrigation des centres nerveux était très imparfaite.

*Urines, nutrition.* — L'examen des urines donne quelques renseignements sur la manière dont se fait la nutrition. Quand la sécrétion redevient abondante, on assiste à une élimination parfois considérable d'acide urique et de bases xanthiques ; par contre, le chiffre de l'urée est relativement faible. Ce chiffre augmente graduellement à mesure que l'amélioration se dessine.

Presque toujours la convalescence est longue et traînante. Souvent la température ne revient pas franchement à la normale. Au lieu de descendre au-dessous de 37°, elle oscille autour de 38°, comme si les déchets retenus dans les humeurs et les tissus entretenaient pendant des semaines un certain degré de fièvre, avec la menace d'une rechute ou d'une complication. Il nous reste à étudier les ulcérations nécrotiques et les gangrènes. Ce sera la seconde partie de ce travail.

II

*Ulcérations nécrotiques et gangrènes.* — Les dystrophies que nous avons passées en revue ne sont pas les seules conséquences des troubles de la circulation et de la nutrition qui, dans les maladies graves, accompagnent le syndrome surrénal ; parfois on note des lésions destructives, nécrotiques, des ulcérations ou des eschares, dont la signification mérite d'être précisée. Les formes que revêtent ces accidents sont multiples ; elles varient suivant les maladies dans lesquelles elles se produisent. J'en présenterai deux types : les *angines nécrotiques de la scarlatine* et les *eschares de la fièvre typhoïde*, autour desquelles se rangeront facilement les autres.

*Angines ulcéro-nécrotiques de la scarlatine.* — Ces angines ont été souvent prises pour des manifestations de la diphtérie. Notées depuis longtemps par de Haen et les médecins anglais du XVIII° siècle, décrites par Henoch en

1885, elles ont été étudiées depuis par une foule d'auteurs : Bergé, Variot et Devé, Simonin, Variot et Rey, Antoine, Méry et Hallé, Lereboullet, etc. Elles sont loin d'être rares ; j'en ai observé des cas très nombreux et j'ai fait, à leur sujet, plusieurs leçons cliniques. Elles manquent rarement dans les formes malignes de la scarlatine.

Lorsqu'elles apparaissent, la muqueuse, d'abord rouge, violacée et légèrement œdémateuse, devient livide, puis elle prend un aspect blanchâtre, pultacé, qui rappelle « celui d'une plaque muqueuse cautérisée au nitrate d'argent ». On serait tenté de considérer cette plaque blanche comme un exsudat diphtéroïde, et la confusion a sans doute été faite bien des fois ; mais, en réalité, il ne s'agit pas d'une fausse membrane fibrineuse facile à détacher : c'est la muqueuse elle-même qui, en subissant une mortification superficielle, a pris cette apparence. Ce qui le prouve, c'est qu'elle ne tarde pas à s'ulcérer. L'angine blanche de la scarlatine n'est donc pas pseudo-membraneuse ; dans la grande majorité des cas elle est *ulcéreuse* et *nécrotique*.

Au début, la partie mortifiée tranche, par sa coloration, sur le fond rouge violacé de la muqueuse tuméfiée et s'étale à sa surface ; bientôt, il se produit à son niveau une perte de substance. Celle-ci siège habituellement sur les amygdales, qu'elle creuse et dilacère, mais elle ne s'y cantonne pas exclusivement. Elle s'étend sur les piliers, sur la luette ou sur le voile du palais et, parfois, elle est assez envahissante. Dans ces cas, on la voit quelquefois détruire en partie les piliers, le voile, ou surtout les amygdales. Son aspect est alors caractéristique. Elle cause souvent des perforations, uniques ou multiples, unilatérales ou symétriques. Si l'ulcération se produit en arrière des molaires, elle fait songer à une lésion syphilitique. Le processus est rapide et la perforation peut se produire du jour au lendemain ; en général la lésion est térébrante et ne décolle pas la muqueuse. Ces ulcérations, arrondies ou ovalaires, taillées à pic, causent peu de troubles fonctionnels ; il faut les chercher. Même quand elles intéressent le voile, elles ne provoquent habituellement ni nasonement, ni rejet des boissons par le nez ; elles n'exhalent aucune odeur gangréneuse. Depuis quatre ans, je rencontre les perforations beaucoup plus rarement qu'autrefois ; je dirai plus tard pourquoi.

L'apparition de ces lésions nécrotiques n'est pas un fait isolé et la gorge n'est pas leur siège exclusif. Elles sont la manifestation locale d'un processus général qui s'accuse quelquefois ailleurs. Elles peuvent, en effet, se montrer sur la langue, dont la face dorsale est ravinée par des ulcérations serpigineuses, irrégulières et assez profondes qui, d'ailleurs, se réparent bien et presque sans laisser de traces quand l'état général s'améliore.

Elles se retrouvent à la face interne des lèvres ou sur leur face cutanée. Elles sont communes aux commissures, soit d'un seul côté, soit des deux à la fois ; on voit alors des ulcérations symétriques, en ailes de papillon, envahir progressivement les deux joues. Il y en a de fissuraires sur le bord libre des lèvres ; d'autres, plus étalées, à l'orifice des narines où elles semblent provoquées par l'écoulement du muco-pus ; on en voit quelquefois sur les paupières, sur les joues, sur le pavillon de l'oreille, sur le front et même sur le tronc et les membres. Elles reconnaissent une double cause : une infection virulente et un trouble de nutrition et sont susceptibles d'être inoculées de la même manière que certaines lésions impétigineuses avec lesquelles elles ont plus d'une analogie.

Ces ulcérations ne paraissent pas être causées par un germe spécial. Les microbes que l'on découvre à leur surface sont nombreux ; dans la plupart des cas, ce sont des streptocoques associés à d'autres espèces microbiennes, particulièrement à des bacilles courts et à d'autres saprophytes. Sans doute ces germes interviennent dans la genèse de la lésion nécrotique, mais leur virulence n'est pas le seul facteur que l'on puisse incriminer ; il faut surtout tenir compte de l'atteinte qu'a subie la vitalité des tissus et celle-ci est généralement parallèle à la baisse de la tension artérielle. Aussi, quand on observe, chez un scarlatineux, une angine ulcéro-nécrotique, on n'est peut-être pas en droit d'affirmer que la maladie prendra le caractère malin, mais on doit craindre l'apparition d'autres manifestations du syndrome surrénal.

Depuis deux ans nous avons mesuré la tension artérielle chez les enfants atteints de scarlatines graves. Les observations, recueillies par un de mes élèves, M. Maréchal, qui les réunira dans sa thèse, sont assez nombreuses, car plus de mille enfants sont passés au Pavillon de la scarlatine, au cours de ces deux années. Les résultats me semblent intéressants.

Dans les scarlatines légères ou de moyenne intensité, la tension artérielle ne subit pas de modifications importantes; elle s'élève plutôt qu'elle ne s'abaisse. Sur 79 cas où elle a été prise méthodiquement, 63 fois elle a été peu modifiée; dans ces 63 cas, 44 fois elle a été augmentée, 7 fois elle est restée normale et 12 fois elle a été légèrement abaissée. Dans les 16 autres cas, la baisse a été plus forte. Dans deux de ces cas, on n'a pas observé d'ulcérations pharyngiennes; il s'agissait cependant de scarlatines graves dans lesquelles le syndrome malin s'était produit tardivement; dans plusieurs autres les enfants étaient manifestement tuberculeux. On peut donc conclure de cette recherche qu'une scarlatine qui ne prend pas la forme maligne n'abaisse guère la tension artérielle, elle aurait plutôt une certaine tendance à l'élever.

Dans 39 cas où les ulcérations nécrotiques des amygdales, de la luette, des piliers, etc. ont été notées, 33 fois la tension a été plus ou moins abaissée. Cet abaissement variait d'ailleurs et était généralement plus marqué dans les cas graves que dans les cas relativement bénins. Tantôt il portait principalement sur la tension maxima, tantôt sur la minima. Dans deux cas la maxima était un peu plus élevée, tandis que la minima était notablement abaissée. L'abaissement était parfois considérable; il atteignait au moins 2 centimètres de mercure, souvent 2 cent. 1/2, 3 centimètres, 3 cent. 1/2 et dépassait même 4 centimètres dans les formes menaçantes, tandis qu'il oscillait entre 1 cent. 1/2 et 2 centim. dans les formes moyennes rapidement curables.

Dans 6 cas, la tension était restée normale ou s'était légèrement élevée; il s'agissait alors de formes légères observées tardivement et dans lesquelles l'adrénaline avait été administrée depuis plusieurs jours.

Dans 9 cas l'hypotension ne s'était pas accompagnée d'angines nécrotiques, mais on avait noté d'autres manifestations du syndrome malin, notamment des érythèmes infectieux sur les coudes, les genoux, les fesses et les jambes.

Il me semble résulter de ces observations que les ulcérations pharyngiennes de la fièvre pourprée reconnaissent pour cause, non seulement l'infection banale mais virulente dont on trouve les germes au niveau de la muqueuse malade, mais surtout la baisse de la tension artérielle et le trouble de nutrition qui accompagne le syndrome surrénal. Du reste, les différentes manifestations de ce syndrome, sans être toujours au complet chez le même malade, se groupent et s'associent ordinairement, si bien qu'il suffit de les rechercher avec quelque soin pour constater leur présence.

A la suite de certaines rougeoles graves compliquées de broncho-pneumonies, il m'est arrivé plusieurs fois d'observer des ulcérations nécrotiques des lèvres, des commissures, de la langue, de la peau et du pharynx, presque identiques à celles que je viens de décrire et reconnaissant vraisemblablement la même origine; ces lésions ne sont donc pas propres à la scarlatine; elles appartiennent à tous les états graves où ces deux mêmes facteurs — infections virulentes d'une part, circulation et nutrition défectueuses d'autre part — se trouvent associés.

*Ulcérations gangreneuses de la fièvre typhoïde.* — Est-il une complication plus connue, je pourrais presque dire, plus banale que l'eschare de la région sacrée dans les dothiénentéries graves? Les malades, couchés sur le dos, pèsent de tout leur poids sur le siège, trop souvent souillé par l'urine et les matières fécales virulentes. Un jour, malgré les précautions prises, le tégument commence à rougir au niveau de la saillie du sacrum; bientôt l'épiderme se soulève et une excoriation se produit, d'abord légère et superficielle, insignifiante en apparence. Elle ne tarde pas à faire place à une ulcération véritable qui creuse, s'étend et décolle les parties molles. On voit alors une perte de substance profonde, anfractueuse, de couleur grise ou pultacée, sanieuse, bordée de tissus violacés ou noirâtres et de débris blanchâtres du tissu fibreux. Au fond, on devine ou l'on sent les saillies du massif osseux du sacrum. Autour, la peau est épaissie, infiltrée, violacée, livide; on voit que les tissus ont perdu leur vitalité, qu'ils sont infectés et en voie de désorganisation. Les pyogènes et les saprophytes pullulent dans cette masse pulpeuse.

De pareilles eschares se voient rarement chez l'enfant dont le poids est moins lourd, dont les tissus sont plus vivants et peut-être mieux irrigués que chez l'adulte; pourtant on les observe quelquefois. Dans ces dernières années, je les ai rencontrées quatorze fois, sous des formes variables, il est vrai, et souvent peu inquiétantes. Sachant que les angines nécrotiques de la scarlatine se montrent surtout dans les cas où se manifeste le syndrome surrénal et où baisse la pression artérielle, j'ai songé à rechercher s'il n'existait pas quelque corrélation entre ces nécroses du tégument et une diminution de la tension artérielle.

L'étude des observations est fort intéressante; mais je ne puis en donner ici qu'un résumé très succinct.

Voici un cas que j'emprunte à la thèse de mon élève Mlle Kœssler (p. 91) :

Une fillette de neuf ans entre dans mon service, salle Parrot, le 14 juin 1911, avec une fièvre typhoïde grave. Séro-diagnostic positif. Pouls 116. Tension artérielle maxima 7, minima impossible à déterminer. La fièvre prend un caractère menaçant.

28 juin : Tension maxima 7, minima impossible à déterminer, Pouls 136
29 juin :    —         —   7,   —   4,5,  pulsdrück  2,5,   Pouls 120
1er juil. :  —         —   9,   —   5     —         4      —   120
3 juil. :    —         —   7,   —   5,5,  —         1,5    —   120
                 apparition d'eschares sacrées
20 juil. :   —         —  10,   —   6,    —         4,     —   108
                 guérison des eschares.

L'enfant guérit, mais après une longue convalescence.

Les autres observations seront publiées dans la thèse de M. Maréchal. Dans toutes la tension artérielle a été abaissée, mais l'abaissement de la minima n'a pas été parallèle à celui de la maxima.

Pour la tension maxima, la baisse a varié de 2 à 6 centimètres de mercure. Voici les chiffres que j'ai relevés, représentant en centimètres de mercure, le degré d'abaissement: deux fois 6, deux fois 5,5, une fois 4,5, deux fois 4, trois fois 3,5, une fois 3, une fois 2,5, une fois 2. La diminution a donc été constante et souvent très forte.

La tension minima a été trois fois impossible à déterminer, tant elle était faible. Son abaissement a cependant été moins considérable, en général, que celui de la maxima. Voici les écarts notés dans les observations: une fois 3,5, une fois 3, deux fois 2,5, trois fois 2, une fois 1,5, une fois 1.

L'ampleur des oscillations (pulsdrück) a été sensiblement diminuée; nous trouvons:

Trois fois 4, une fois 3, trois fois 2,5, trois fois 2, trois fois 1,5, une fois 0,5. Cette diminution de l'écart entre la tension maxima et la minima est un signe fâcheux; elle ne comporte cependant pas un pronostic fatal.

Sur 14 malades, trois ont succombé.

L'examen de ces faits prouve que, dans tous les cas où les eschares se sont montrées, l'abaissement de la tension artérielle a été très marqué. Or, dans la fièvre typhoïde, la tension est souvent élevée; elle baisse surtout chez les sujets tuberculeux, dans les complications cardiaques et dans les cas où se manifeste le syndrome surrénal.

En somme, dans la fièvre typhoïde, comme dans la scarlatine, les lésions nécrotiques se produisent quand la tension artérielle baisse et quand la nutrition se fait mal.

Cette conclusion, que l'on est en droit de tirer des observations cliniques, peut-elle s'appliquer à tous les cas?

Certes, il faut se méfier des généralisations hâtives. Dans les cas que nous étudions, l'apparition des lésions nécrotiques reconnaît deux facteurs: 1° une infection locale, 2° une diminution de la résistance des tissus, imputable en partie à la baisse de la tension artérielle; mais on conçoit que l'un des deux puisse prendre une importance prépondérante.

Voici un exemple: un enfant subit l'opération de la staphylorrhaphie; trois jours après il est atteint de scarlatine; les lambeaux se nécrosent rapidement et tout le bénéfice de l'opération est perdu. Dans ce cas, l'infection n'a pas été particulièrement grave, mais la vitalité des tissus était diminuée.

Il y a quelques mois, le professeur P. Marie disait à l'Académie que les eschares de la région sacrée n'apparaissent jamais à la suite des lésions des centres nerveux sans qu'il y ait infection. Le fait est absolument exact ; l'infection est nécessaire ; cependant, dans ces cas, comme dans la fièvre typhoïde, le facteur infection n'agirait pas avec la même énergie si la nutrition et la circulation étaient normales. J'ai demandé à M. Maréchal de rechercher, à la Salpêtrière, si la tension artérielle était modifiée chez les sujets qui avaient présenté des eschares à la suite de grands traumatismes nerveux. Il l'a trouvée diminuée d'une manière sensible.

Cette diminution n'a pas la même origine que dans les pyrexies ; elle n'en donne pas moins des résultats semblables.

*<sub></sub>*

Les eschares de la région sacrée ne sont pas les seuls accidents que provoquent les troubles de circulation et de nutrition occasionnés par le syndrome malin. Il en est d'autres qui ne sont pas moins sérieux. J'ai été frappé bien souvent de la fréquence et de la gravité des complications qui apparaissent dans ces conditions, non seulement pendant la fièvre typhoïde, mais au cours de la convalescence. Dans douze cas, où la baisse de la tension artérielle n'avait pas été suivie d'apparition d'eschares, nous avons noté cinq fois des *érythèmes* plus ou moins étendus, siégeant sur les genoux, les coudes, les fesses, les mains et les pieds, accompagnés, dans tous les cas, de fissures et d'ulcérations des lèvres ou des commissures. Une fois, il existait en même temps une ulcération pharyngienne. Ces lésions sont analogues, on en conviendra, aux ulcérations nécrotiques de la scarlatine. Quatre fois nous avons observé du purpura et, dans deux cas, les plaques purpuriques se sont nécrosées partiellement. De ces derniers faits je dois rapprocher des cas de purpura rhumatoïde suivis de gangrènes cutanées, dans lesquels la tension artérielle était tombée très bas. Je dois citer encore des congestions passives des bases pulmonaires, suivies souvent de broncho-pneumonies graves, des albuminuries, des manifestations délirantes qu'expliquent bien les troubles de la circulation. Mais des accidents les plus redoutables sont certainement les hémorragies et les perforations. Les hémorragies se produisent dans le tiers des cas, plus ou moins abondantes, rarement mortelles. Les perforations sont fréquentes, elles aussi ; cette année j'en ai observé trois cas et, dans deux de ces cas, on les avait prévues. Voici un fait récent qui me semble intéressant à résumer.

Un garçon de quatorze ans, maigre, chétif, est amené à l'hôpital le 21 août dernier, avec une fièvre typhoïde mal caractérisée. Température 38°4 ; mais le malade est très déprimé. Tension maxima 9, minima 5.

Le 25, vomissements porracés, météorisme abdominal, douleur dans la fosse iliaque droite. Mon collègue de chirurgie n'est pas d'avis de tenter une opération. L'état s'améliore peu à peu ; mais, du 9 au 10 septembre, plusieurs selles sanglantes.

Le 13 septembre, défervescence ; l'enfant s'éveille, parle un peu, mais il est d'une maigreur effrayante. Tension maxima 8,5, minima 6.

Le 20 septembre, la température remonte. Les jours suivants la tension maxima atteint 9, la maxima 6.

Entre le 26 septembre et le 4 octobre, la température baisse au-dessous de 38°, mais l'état reste mauvais et la maigreur extrême.

Le 5 octobre, douleur abdominale, vomissements, ballonnement du ventre.

Le 8, on constate, par le palper et le toucher rectal, une collection fluctuante, on incise et on draine la cavité ; il s'en écoule un liquide séreux. L'enfant s'affaiblit et s'éteint le 13 octobre.

A l'autopsie, l'intestin extrêmement altéré, est perforé en sept ou huit places. Les perforations siègent toutes, à l'exception de deux, dans le gros intestin.

Dans les cas de ce genre, les tissus, mal irrigués, mal

nourris, se défendent mal ; les lésions évoluent sans que des réactions actives arrêtent ou limitent leur progression. Dans les régions où l'infection localise ses effets, comme les plaques de Peyer dans la fièvre typhoïde, les éléments se nécrosent, les ulcérations se creusent et souvent se perforent, les vaisseaux s'ouvrent et des complications redoutables apparaissent. N'est-ce pas ce que nous avons déjà vu en étudiant les angines nécrotiques de la scarlatine ? Mais, ici, ce n'est pas le tissu lymphoïde de l'intestin qui est touché, c'est celui du pharynx. Anatomiquement le résultat est le même, mais le siège diffère et les conséquences sont bien différentes !

**

Cette étude n'aurait qu'un médiocre intérêt si elle n'avait pas une portée pratique. La notion du syndrome surrénal nous a conduits à administrer systématiquement l'adrénaline, d'abord timidement, puis avec confiance, à la dose de douze à vingt gouttes et plus, suivant l'âge des enfants, dans tous les cas où surviennent quelques-unes de ces manifestations : angine nécrotique, érythème, asthénie, tachycardie, baisse de la tension artérielle dans la scarlatine ; asthénie, syndrome de myocardite, cyanose, troubles circulatoires, tremblements, congestions passives, hypotension artérielle dans la fièvre typhoïde. Les résultats de ce traitement ont été très encourageants.

Dans la scarlatine, la mortalité globale a baissé de plus d'un tiers. Avant l'emploi de l'adrénaline, le chiffre annuel des décès était de 32 à 37 pour 400 à 450 enfants. Voici les chiffres des décès dans ces dernières années :

1909 : 21, sur 497 cas.
1910 : 17, sur 354 cas.
1913 : 9, sur 291 cas.
1914 : 18, sur 329 cas.
1915 : 25, sur 513 cas.
1916 : jusqu'au 1ᵉʳ novembre, 21, sur 506 cas.

C'est à dire que la proportion des décès est à peu près de 4 °/₀, et il faut remarquer que, depuis le début de la guerre, nous avons eu à lutter contre l'encombrement et contre des infections particulièrement redoutables.

Cette baisse de la mortalité, si encourageante soit-elle, n'est pas le seul résultat que nous ayons pu constater. Les scarlatines malignes nous inquiètent moins qu'autrefois et l'on peut dire sans exagération que ce sont rarement les accidents propres à la scarlatine qui entraînent la mort. Les angines ulcéro-nécrotiques guérissent presque toujours et facilement; elles creusent moins, sont rarement perforantes et se réparent vite. Les érythèmes et les éruptions purpuriques disparaissent en quelques jours; l'asthénie dure peu et l'on voit s'améliorer rapidement des enfants qui nous eussent inspiré les plus grandes inquiétudes il y a huit ou neuf ans. Chose curieuse! Dans plus de moitié des cas, les enfants qui meurent au Pavillon de la scarlatine sont emportés par des broncho-pneumonies. Celles-ci sont occasionnées trop souvent par des rougeoles dont les enfants apportent le germe avec eux et qui, éclatant peu de jours après la scarlatine, se compliquent facilement de broncho-pneumonies graves. Dans d'autres cas, elles surviennent chez des sujets très jeunes atteints de rhinites, d'otites, avec adénopathies cervicales; alors l'infection du pharynx et du nez se propage à l'arbre bronchique. Ou bien elles apparaissent chez des tuberculeux.

Ces résultats sont dus à l'emploi de l'adrénaline, mais ce médicament n'est pas infaillible. J'ai dit et je répéterai toujours que parmi les symptômes que l'on observe au cours d'une insuffisance passagère de la surrénale, tous ne sont pas imputables à une altération de cette glande; les autres organes glandulaires sont fréquemment touchés eux aussi, et leurs altérations donnent leur note dans le concert des manifestations morbides.

Dans la fièvre typhoïde, la prédominance des lésions des surrénales est moins grande que dans la scarlatine, aussi les effets de l'adrénaline sont-ils généralement moins brillants. Il est cependant utile, dans les cas où la tension artérielle est abaissée et la circulation plus ou moins troublée, de l'administrer soit seule, soit concurremment avec d'autres médications. Son influence sur l'évolution des eschares m'a paru extrêmement favorable ; à mesure qu'elle relève la tension artérielle, on voit les lésions de la région sacrée sécher, se réparer et parfois on est étonné de la rapidité de leur guérison.

Il me semble que ces faits sont de nature à éclairer la pathogénie, la prophylaxie et la thérapeutique d'accidents qui sont loin d'être rares au cours des pyrexies graves et dont l'importance n'est pas à dédaigner.

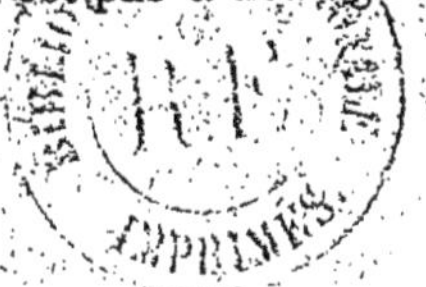

Paris. — Imp. H. TANCRÈDE, 15, rue de Verneuil

9 782019 920050